BEI GRIN MACHT SICH IHR WISSEN BEZAHLT

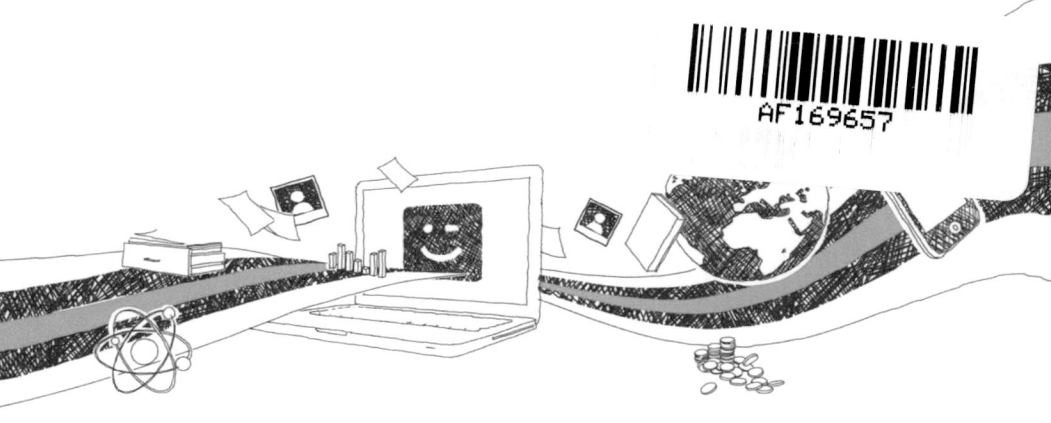

- Wir veröffentlichen Ihre Hausarbeit, Bachelor- und Masterarbeit

- Ihr eigenes eBook und Buch - weltweit in allen wichtigen Shops

- Verdienen Sie an jedem Verkauf

Jetzt bei www.GRIN.com hochladen und kostenlos publizieren

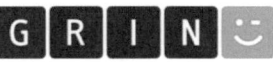

Bibliografische Information der Deutschen Nationalbibliothek:

Die Deutsche Bibliothek verzeichnet diese Publikation in der Deutschen National-
bibliografie; detaillierte bibliografische Daten sind im Internet über http://dnb.d-
nb.de/ abrufbar.

Dieses Werk sowie alle darin enthaltenen einzelnen Beiträge und Abbildungen
sind urheberrechtlich geschützt. Jede Verwertung, die nicht ausdrücklich vom
Urheberrechtsschutz zugelassen ist, bedarf der vorherigen Zustimmung des Verla-
ges. Das gilt insbesondere für Vervielfältigungen, Bearbeitungen, Übersetzungen,
Mikroverfilmungen, Auswertungen durch Datenbanken und für die Einspeicherung
und Verarbeitung in elektronische Systeme. Alle Rechte, auch die des auszugsweisen
Nachdrucks, der fotomechanischen Wiedergabe (einschließlich Mikrokopie) sowie
der Auswertung durch Datenbanken oder ähnliche Einrichtungen, vorbehalten.

Impressum:

Copyright © 2018 GRIN Verlag
Druck und Bindung: Books on Demand GmbH, Norderstedt Germany
ISBN: 9783668664777

Dieses Buch bei GRIN:

https://www.grin.com/document/417186

Jens Kaspinski

Welche Faktoren beeinflussen die Hilfsfrist bei einem Rettungseinsatz?

GRIN Verlag

GRIN - Your knowledge has value

Der GRIN Verlag publiziert seit 1998 wissenschaftliche Arbeiten von Studenten, Hochschullehrern und anderen Akademikern als eBook und gedrucktes Buch. Die Verlagswebsite www.grin.com ist die ideale Plattform zur Veröffentlichung von Hausarbeiten, Abschlussarbeiten, wissenschaftlichen Aufsätzen, Dissertationen und Fachbüchern.

Besuchen Sie uns im Internet:

http://www.grin.com/

http://www.facebook.com/grincom

http://www.twitter.com/grin_com

Inhalt
1. Einleitung 1
2. Definitionen 2
    2.1 Notfall 2
    2.2 Rettungsdienst 2
3. Situation in Freiburg 3
4. Hilfsfristen in Freiburg und Umgebung 3
5. Warum ist die Hilfsfrist so bedeutend? 3
6. Probleme 4
    6.1 Personalmangel 4
    6.2 Steigende Zahl der Einsätze 5
    6.3 Übergriffe 7
7. Lösungsansätze 7
8. Ergebnis 9
9. Quellenverzeichnis 10
10. Bildverzeichnis 11

Einleitung

Fünfzehn Minuten sind genug um die Tagesschau zu sehen, oder um sich eine Tiefkühl-Pizza aufzuwärmen. Doch sind sie auch genug, wenn es um Leben oder Tod geht? „Notruf, Feuerwehr und Rettungsdienst, in welchem Ort ist der Notfall?" Mit Beginn des Gesprächs beginnt der Wettlauf gegen die Zeit und innerhalb einer Viertelstunde muss der Einsatzort erreicht sein. Die Zeit bis zum Eintreffen der Helfer wird Hilfsfrist genannt. Die Hilfsfrist ist schon lange ein brisantes Thema, da das Überleben eines in Not geratenen Menschen direkt von ihr abhängt. Hilfskräfte wie Rettungsdienste und Feuerwehren sind permanent im Gespräch mit Krankenkassen, welche die Einsätze bezahlen. Je mehr Geld sie zahlen, desto kürzer sind die Hilfsfristen und desto mehr Menschenleben können gerettet werden.

Die Aktualität des Themas ergibt sich aus den emotionsgeladenen Diskussionen, welche derzeit in Politik und Medien stattfinden. Dieses Thema hat schnell mein Interesse geweckt, da jeder in die Lage kommen kann, auf Hilfe angewiesen zu sein.

Diese Dokumentation befasst sich mit dem Ablauf eines Rettungseinsatzes und insbesondere damit, wie die dafür benötigte Zeit, die sogenannte Hilfsfrist, sowohl positiv als auch negativ beeinflusst werden kann. Hierbei werden verschiedene Einflüsse thematisiert. Ziel der Arbeit ist es, einen Überblick über den Zustand des Rettungssystems zu geben und die Einwirkungen auf die Hilfsfrist ausreichend zu erläutern. Außerdem soll dem Leser genug Wissen vermittelt werden um sich eine begründete Meinung zu bilden.

Im ersten Teil der Arbeit wird ein Notfalleinsatz mit seinen Teilaspekten definiert und erklärt um sich ein Grundverständnis darüber anzueignen. Es folgt eine Beschreibung der möglichen Einflüsse, hauptsächlich in Bezug auf den Personalmangel, den Anstieg der Einsätze und die Übergriffe auf Einsatzkräfte. Abgeschlossen wird die Arbeit mit einem persönlichen Fazit.

Auch wenn Hilfsfristen für alle Einsatzfahrten zu Notfällen geeignet sind, wird darauf hingewiesen, dass diese Arbeit nur die des Rettungsdienstes und des Notarztes behandelt, da für Feuerwehr und Polizei andere Bedingungen herrschen. Genannte Lösungsansätze lassen sich jedoch auch auf andere Bereiche übertragen.

Definitionen

Notfall

In der Medizin wird als Notfall jede Situation eines Patienten bezeichnet, die ohne sofortige medizinische Behandlung zu schweren bleibenden Schäden oder dem Tod führt und oft elementare Lebensfunktionen einschränkt. Lebensgefahr ist dabei bereits vorhanden oder entwickelt sich kurzfristig. Zu solchen Notfällen zählen unter anderem Vergiftungen, schwere Verletzungen und akute Krankheiten.[1,2] Hauptsächlich von Rettungsdienst und Notärzten behandelte Erkrankungen sind in folgenden Bereichen: Herz/Kreislauf (46,8%), Zentralnervensystem (18,1%) und Atemwege (13,7%).[3]

Rettungsdienst

Der Rettungsdienst hat die Aufgabe Personen in einer medizinischen Notlage rund um die Uhr und überall zu erreichen und durch den Einsatz von qualifiziertem Fachpersonal und Rettungsmitteln medizinisch zu versorgen, indem sie lebensrettende Sofortmaßnahmen einleiten und gesundheitliche Schäden von den Patienten abwenden. Weiterhin ist ihr Auftrag die Erkrankten transportfähig zu machen und zu einer geeigneten medizinischen Einrichtung zu bringen.[4,5]

Hilfsfrist

Da die Qualität der medizinischen Versorgung meist maßgeblich davon abhängt, wie schnell die Einsatzkräfte am Notfallort eingetroffen sind, ist die Dauer der Anfahrt eine wichtige Planungsgröße. Sie dient als Grundlage zur Strukturierung der Rettungsdienstbereiche, und gilt als erfüllt, sobald sie in 95 Prozent der Einsätze eingehalten wird.[6]

---

[1] Sefrin, P. and Ackermann, R. (1999). *Notfalltherapie*. München: Urban und Schwarzenberg.
[2] http://flexikon.doccheck.com/de/Notfall 30.12.2017
[3] Qualitätsbericht 2016, Stelle zur trägerübergreifenden Qualitätssicherung im Rettungsdienst Baden-Württemberg, S. 20
[4] http://www.pflegewiki.de/wiki/Rettungsdienst 04.01.2018
[5] http://www.rettungsdienst-ortenau.de/de/definition
[6] Innenministerium Baden-Württemberg, Rettungsdienstplan 2014, S. 8

Situation in Freiburg

Hilfsfristen in Freiburg und Umgebung

In Freiburg stehen zurzeit sieben Rettungswagen und drei Notärzte für Einsätze bereit. Im Jahr 2012 waren es nur fünf Rettungswagen und zwei Notärzte. Grund für den Kauf neuer Fahrzeuge in den Jahren 2013 bis 2015 waren gesunkene Werte der Hilfsfristen.[7] Das Innenministerium des Landes Baden-Württemberg ist zuständig für den Rettungsdienst. Auf Grundlage des Rettungsdienstgesetzes erstellt es in Zusammenarbeit mit dem Landesausschuss für den Rettungsdienst einen Rettungsdienstplan, in welchem festgelegt ist, wie die präklinische Versorgung der Bevölkerung ablaufen sollte. Laut dem Rettungsdienstplan beträgt die Hilfsfrist in Baden-Württemberg und somit auch in Freiburg maximal 15 Minuten in 95% der Fälle. Luft-, Berg-, und Wasserrettungen sind aufgrund ihres hohen Aufwandes nicht in dieser Hilfsfrist zu berücksichtigen.[8]

Lag die Einhaltung der Hilfsfrist im Jahr 2009 noch bei 96%, beträgt sie im Jahr 2014 nur noch 92%[9] und befindet sich somit unter der gesetzlichen Mindestanforderung. Gleichzeitig stiegen die Kosten hierfür allein in den Jahren 2010 bis 2013 um 8 € je Einwohner.[10]

Warum ist die Hilfsfrist so bedeutend?

Wenn eine Person medizinische Hilfe benötigt, ist nicht immer Eile geboten. Bei Schnupfen oder Rückenschmerzen reicht auch ein Besuch beim Hausarzt im Laufe der nächsten Tage. Bei akuten starken Beschwerden und im Falle einer geschlossenen Hausarztpraxis genügt auch noch ein Besuch in einer Notfallpraxis. Diese werden von Patienten oft mit Notaufnahmen verwechselt. Jedoch ist es bei manchen Ereignissen besonders wichtig, dass sofort medizinische Hilfe geleistet wird. Dies ist zum Beispiel bei einem Herzinfarkt der Fall. Da fast die Hälfte aller Notarzteinsätze wegen solcher Herz/Kreislauf-Probleme gefahren werden,[11] ist es besonders wichtig, dass Rettungsassistenten und Notärzte so schnell wie möglich den Einsatzort erreichen. Die Hilfsfrist ist nur ein Teil der sogenannten Prähospitalzeit, welche definiert ist als die Zeit zwischen dem Absetzen des Notrufs (Aufschaltzeitpunkt) und der Ankunft des Patienten in einer Notaufnahme (Übergabe).

---
[7] http://www.badische-zeitung.de/freiburg/viele-notrufe-erfolgen-nicht-aus-not--115281878.html 04.01.2018
[8] Innenministerium Baden-Württemberg, Rettungsdienstplan 2014, S. 7f
[9] Kleine Anfrage des Abg. Dr. Bernhard Lasotta, CDU, Hilfsfristen der Rettungsdienstbereiche in Baden-Württemberg, Anlage 1
[10] Kleine Anfrage des Abg. Dr. Bernhard Lasotta, CDU, Hilfsfristen der Rettungsdienstbereiche in Baden-Württemberg, S. 3
[11] Qualitätsbericht 2016, Stelle zur trägerübergreifenden Qualitätssicherung im Rettungsdienst Baden-Württemberg, S. 20

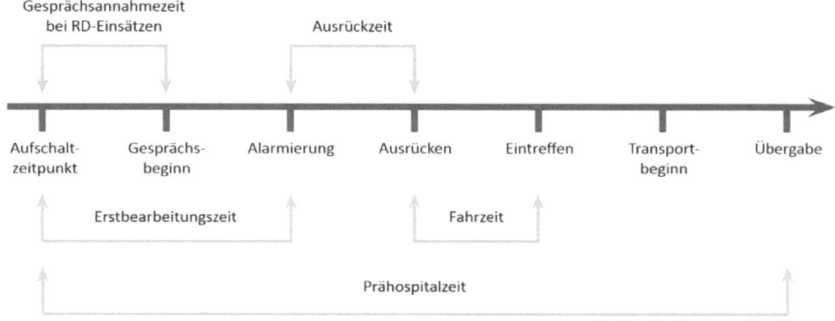

(Abbildung 1: Prähospitalzeit Schema)

In dieser Grafik ist die Hilfsfrist die Zeit zwischen „Aufschaltzeitpunkt" und „Eintreffen". Alle verschiedenen Zeiten variieren pro Standort teilweise stark und können so die Hilfsfrist beeinflussen. Beispielsweise ist der beste Wert der Gesprächsannahmezeit sechs Sekunden und der schlechteste 26 Sekunden.[12] So kann letztendlich die Prähospitalzeit zwischen 45 und 80 Minuten variieren.[13]

Probleme

Personalmangel

In Baden-Württemberg fehlen dem Rettungsdienst ca. 400 Mitarbeiter (Oktober 2016). Die sofortige Aufstockung gestaltet sich problematisch, da die Ausbildung zum Rettungssanitäter drei Jahre dauert und somit erst in drei Jahren mit einer Lösung des Problems gerechnet werden kann, vorausgesetzt, dass jetzt genug geeignete Personen die Ausbildung beginnen. Der Pressesprecher des DRK Landesverbandes Baden-Württemberg geht sogar davon aus, dass es fünf bis acht Jahre dauern wird bis der Rettungsdienst wieder genügend Mitarbeiter hat.[14]

Auch die Abschaffung des Zivildienstes bereitet den Rettungsdienst-Verbänden Schwierigkeiten. So sollen laut Edmund Baur, Landesbeauftragter der Malteser in Baden-Württemberg, ca. 20% des jüngeren Personals fehlen, seit es den Freiwilli-

---
[12] Qualitätsbericht 2016, Stelle zur trägerübergreifenden Qualitätssicherung im Rettungsdienst Baden-Württemberg, S. 35
[13] Qualitätsbericht 2016, Stelle zur trägerübergreifenden Qualitätssicherung im Rettungsdienst Baden-Württemberg, S. 42
[14] https://www.swr.de/swraktuell/bw/unnoetiger-alarm-zu-wenig-personal-rettungsdienste-am-limit/-/id=1622/did=19767168/nid=1622/1kae49p/index.html 04.01.2018

gendienst nicht mehr gibt.[15] In dem der Stadt Freiburg naheliegenden Emmendingen sorgen auch die kürzlich geänderten Ausbildungszeiten für Personalmangel. Seit dem 01.01.2014 heißt der Beruf statt „Rettungsassistent" nun „Notfallsanitäter" und dauert ein Jahr länger.[16]

Steigende Zahl der Einsätze

Aufgrund des demographischen Wandels steigen auch die Rettungseinsätze, da in Deutschland immer mehr alte und hochbetagte Personen leben und diese Altersgruppe einen deutlich erhöhten Bedarf an Einsätzen hat. Im Gegensatz zu sechs- bis zehnjährigen Kindern benötigen Personen im Alter von 70 bis 80 Jahren etwa 70% häufiger einen Notarzt, wie in nachfolgender Statistik zu lesen ist.

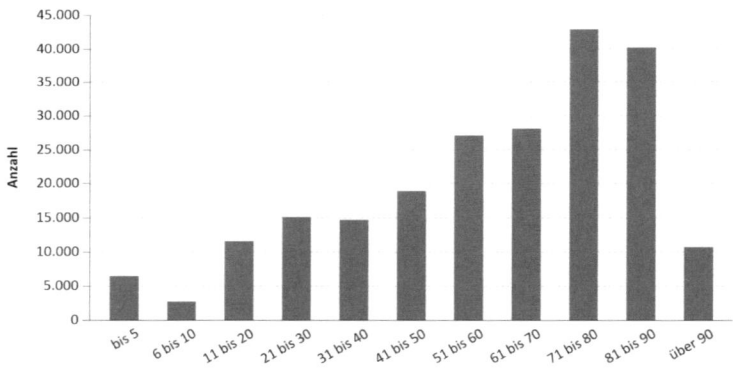

(Abbildung 2: Basisstatistiken Notarzt: Altersgruppen)

---

[15] https://www.swr.de/swraktuell/bw/unnoetiger-alarm-zu-wenig-personal-rettungsdienste-am-limit/-/id=1622/did=19767168/nid=1622/1kae49p/index.html 04.01.2018
[16] http://www.badische-zeitung.de/kreis-emmendingen/personalluecke-beim-rettungsdienst-wohl-noch-fuer-jahre--141726626.html 04.01.2018

Jedoch liegt die steigende Zahl auch an Einsätzen, bei welchen kein Rettungsdienst bzw. Notarzt benötigt wird. So ist laut dem DRK jeder dritte Einsatz kein Notfall, was an der zunehmenden Unbeholfenheit der Gesellschaft liegen soll. In extremen Fällen werden die Rettungsdienste sogar als Taxi missbraucht.[17] Auch der Anstieg der Patienten in Notaufnahmen[18] der Kliniken führt zu Engpässen in der Notfallrettung, da die Notärzte außerhalb ihrer Einsätze dort arbeiten.

Dieser Anstieg ist ebenfalls auf eine fehlerhafte Selbsteinschätzung der Dringlichkeit des Handlungsbedarfs zurückzuführen. Deutlich wird dies durch die „Querschnittstudie zur subjektiv empfundenen Behandlungsdringlichkeit und zu den Motiven die Notfallambulanz von Krankenhäusern aufzusuchen", welche aufweist, dass die Triage durch das Klinikpersonal erheblich von der Selbsteinschätzung abweicht.[19] Es ist davon auszugehen, dass die Fehlinterpretationen der eigenen Symptome nicht nur die Kliniken überfordert, sondern auch die Rettungsdienste. So sagte auch Professor Dr. Peter Sefrin, Vorsitzender der Arbeitsgemeinschaft Bayerischer Notärzte: „Es kommt auch vor, dass der Notarzt anstelle des Hausarztes gerufen wird [und] Bürgerinnen und Bürger der Meinung sind, wenn der Hausarzt nicht sofort zu erreichen ist, dann [muss] eben der Notarzt kommen." Somit sei es „kein Wunder, dass Notärzte oftmals überfordert sind oder ein Ersatz für einen wirklichen Ernstfall einspringen muss."[20] So einen Fall gab es auch in Freiburg. Wolfgang Schäfer-Mai vom DRK Kreisverband Freiburg berichtet von einem Fall, bei welchem ein Patient den Notarzt samt Rettungsdienst rief, da er Rückenschmerzen hatte und angab, für einen Termin beim Hausarzt keine Zeit zu haben.[21] Dieses und weitere Beispiele aus dem Alltag der Helfer zeigen auf, aus welchen unzulänglichen Gründen die Fachkräfte für einen vermeintlichen Notfall herangezogen werden. In Freiburg haben sich die Rettungseinsätze in den letzten 15 Jahren mehr als verdoppelt. Waren es im Jahr 1994 immerhin schon 3500 Einsätze, so waren es 2015 über 7500 Fahrten. Dies ist ein Anstieg um mehr als 114 Prozent.[22] Der Anstieg der Bevölkerung blieb in dieser Zeit überschaubar.

---

[17] https://www.waz.de/staedte/bottrop/nicht-jeder-notruf-beim-rettungsdienst-ist-ein-notfall-id9912845.html 04.01.2018
[18] Deutsches Ärzteblatt, Jg 114, Heft 39, S. 654
[19] Scherer M. et al: Patients attending emergency departments – a cross-sectional study of subjectively perceived treatment urgency and motivation attending. Dtsch Arztebl Int 2017
[20] https://kvrhoen-grabfeld.brk.de/aktuelles-1/der-missbrauch-der-notaerzte-nimmt-immer-mehr-zu
[21] http://www.badische-zeitung.de/freiburg/viele-notrufe-erfolgen-nicht-aus-not--115281878.html 04.01.2018
[22] http://www.spiegel.de/karriere/hohe-belastung-fuer-notaerzte-zahl-der-einsaetze-steigt-stark-a-1066747.html 04.01.2018

Übergriffe

Hinzukommend gibt es immer mehr Personen, welche den Rettungsdienst vorsätzlich behindern und sogar bedrohen. Grund ist die wachsende Inaktzeptanz der Gesellschaft gegenüber dem Staat. Da die Helfer Uniformen tragen, werden sie oft fälschlicherweise als Repräsentanten des Staates wahrgenommen. Das hat verheerende Folgen: Im Einsatz befindliche Rettungswägen werden gestohlen, bzw. weggefahren um das eigene Vorrankommen zu beschleunigen, Sanitäter werden angespuckt, geschlagen und bedroht. In extremen Fällen sogar mit Messern, Pistolen und gezielten Würfen von Feuerwerkskörpern oder Molotov-Cocktails. Bei einer bundesweiten Erhebung gab jede dritte Rettungskraft an, mindestens einmal mit Waffen bedroht, mit Waffen angegriffen oder mit Feuerwerk oder Steinen beworfen worden zu sein. Auch zu sexuellen Übergriffen kommt es. Rettungsgassen werden gar nicht erst gebildet, falls doch, werden sie von normalen Autofahrern missbraucht, Anwohner beschweren sich über Sirenen und Anfahrtswege. Folglich brauchen Rettungskräfte mehr Zeit, bis beispielsweise Gaffer verdrängt sind, Wege durch den Stau gefunden werden und am Einsatzort für Eigensicherung gesorgt werden kann. Als Grund dafür nennt Janina Lara Dressler, eine 28-jährige Promovendin des kriminologischen Seminars der juristischen Fakultät der Uni Bonn, den „mangelnden Respekt" und „kulturelle Unterschiede". [23, 24] Dies fordert eine erweiterte Kompetenz der Helfer und macht Einsätze zeitintensiver.

Lösungsansätze

Um die Qualität der Rettungsdienste zu festigen und zu verbessern gibt es einige Projekte in Verbänden und Ausschüssen. Eines der erfolgreichsten ist die Stelle zur trägerübergreifenden Qualitätssicherung im Rettungsdienst Ba.-Wü. (SQR-BW). Seitdem sie im Jahr 2011 vom Landesausschuss für den Rettungsdienst gegründet wurde, sammelt diese Stelle Daten von allen Rettungsdienstverbänden (Rotes Kreuz, Malteser, etc.) und wertet diese aus. Anhand der ausgewerteten Daten werden jährliche Qualitätsberichte erstellt. Die Ergebnisse können anschließend für die Verbesserung der landesweit agierenden Rettungskräfte verwendet werden.[25]   Sie gehört

---

[23] https://www.welt.de/regionales/hamburg/article152950972/Rettungskraefte-werden-mit-Molotowcocktails-bedr... 04.01.2018
[24] https://www.welt.de/politik/deutschland/article164101438/Angepoebelt-bespuckt-geschlagen-und-mit-Waffen-b... 04.01.2018
[25] https://www.sqrbw.de/de/sqr-bw/wir-ueber-uns 04.01.2018

zum Medizinischen Dienst der Krankenversicherung Baden-Württemberg, ist aber davon unabhängig.

„Auf der Grundlage von übergeordneten Qualitätszielen werden von der SQR-BW wissenschaftlich begründete, an aktuellen Leitlinien orientierte Indikatoren entwickelt, die die Qualität im Rettungsdienst sichtbar und messbar machen sollen. Stärken und Potenziale werden auf diese Weise transparent und gegebenenfalls erforderliche Verbesserungsmaßnahmen können gezielt entwickelt werden."[26]

Die Qualitätsziele sind: Zeiten im Einsatzablauf, Dispositionsqualität, Diagnostik und Monitoring, Versorgung und Transport, sowie Reanimation. Diese Ziele sind mit Unterkategorien versehen. Beispielsweise bei Zeiten im Einsatzablauf in: Erstbearbeitungszeit in der Leitstelle, Ausrückzeit, Fahrzeit, Gesprächsannahmezeit und Prähospitalzeit.[27]

Um dem Personalmangel entgegen zu wirken, werden die ausgeschriebenen Ausbildungsstellen attraktiver gestaltet. Es werden verschiedene Vergünstigungen wie zum Beispiel eine betriebliche Altersvorsorge oder Fortbildungsmöglichkeiten angeboten. Darüber hinaus werden teilweise Prämien gezahlt. Der DRK-Kreisverband Göppingen zahlt beispielsweise eine 1000 € Prämie für neue Mitarbeiter.[28, 29]
Um auf die gewalttätigen Übergriffe einzugehen, können Rettungskräfte Fortbildungen besuchen, in welchen sie Deeskalation und Selbstverteidigung erlernen können.[30]

---

[26] https://www.sqrbw.de/de/sqr-bw/wir-ueber-uns 04.01.2018
[27] https://www.sqrbw.de/de/indikatoren/datenblaetter 04.01.2018
[28] https://www.stuttgarter-nachrichten.de/inhalt.kopfpraemien-fuer-neue-leute-dem-rettungsdienst-im-land-fehlen-400-mitarbeiter.04531cc7-4f47-4015-be04-7cbddd27041d.html 04.01.2018
[29] http://www.skverlag.de/rettungsdienst/meldung/newsartikel/praemien-fuer-zukuenftige-rettungsdienst-mitarbeiter.html 04.01.2018
[30] https://www.rettungsdienst.de/magazin/gewalt-gegen-den-retter-5522 04.01.2018

Ergebnis

Da die Versorgung von Personen, welche dringend medizinische Hilfe benötigen, ein Gebiet ist, in dem es direkt um Leben und Tod von Menschen geht, sollte nicht verharmlost werden mit welchen Problemen die Rettungskräfte im Arbeitsalltag zu kämpfen haben.

Eine tiefgründige, fachliche Ausbildung von genügend qualifizierten Schülern, halte ich, wie auch die Verbände, für unabdingbar. Den massiven Übergriffen sollten meiner Meinung nach nur sekundär durch Fortbildungen entgegengewirkt werden, hauptsächlich sollten Rettungskräfte durch das Gesetz besser geschützt werden. Ich schätze, dass die Rettungskräfte in Baden-Württemberg auch weiterhin mit Personalmangel zu kämpfen haben, jedoch bin ich ebenfalls davon überzeugt, dass ihre Arbeit durch die SQR BW effizienter wird. Den größten Mehrwert erhoffe ich mir für die Rettungswachen, welche aus den Erkenntnisses ihrer Kollegen lernen können.

Das weiterhin größte und gravierendste Problem ist meiner Meinung nach aber der mangelnde Respekt vor Rettungskräften und ihren Patienten. Das Perfide daran ist, dass diesem Problem kaum Abhilfe geleistet werden kann. In Zukunft wird es wohl häufiger vorkommen, dass medizinisches Einsatzpersonal nur in Begleitung von Polizei oder Sicherheitsdiensten die Fahrt zum Einsatzort antreten kann. Auch der demographische Strukturwandel wird die Retter noch vor ein großes Problem stellen, welchem sich alle Beteiligten stellen müssen. Dies sind alles Faktoren, welche die Hilfsfrist beeinflussen. Sollte sich die Situation also in Zukunft zunehmend dramatisieren, ist damit zu rechnen, dass weniger Einsatzfahrten die Vorgaben einhalten können.

Quellenverzeichnis

Bücher:
1. Sefrin, P. and Ackermann, R. (1999). *Notfalltherapie*. München: Urban und Schwarzenberg.

Aufsätze:
1. Deutsches Ärzteblatt, Jg 114, Heft 39, S. 654
2. Innenministerium Baden-Württemberg, Rettungsdienstplan 2014
3. Kleine Anfrage des Abg. Dr. Bernhard Lasotta, CDU, Hilfsfristen der Rettungsdienstbereiche in Baden-Württemberg
4. Qualitätsbericht 2016, Stelle zur trägerübergreifenden Qualitätssicherung im Rettungsdienst Baden-Württemberg, S. 20
5. Scherer M. et al: Patients attending emergency departments – a cros-sectional study of subjectively perceived treatment urgency and motivation attending. Dtsch Arztebl Int 2017

Internetquellen:
1. Angepöbelt, bespuckt und geschlagen: https://www.welt.de/politik/deutschland/article164101438/Angepoebelt-bespuckt
2. Dem Land fehlen Mitarbeiter: https://www.stuttgarter-nachrichten.de/inhalt.kopfpraemien-fuer-neue-leute-dem-rettungsdienst-im-land-fehlen-400-mitarbeiter.04531cc7-4f47-4015-be04-7cbddd27041d.html 04.01.2018
3. Gewalt gegen Retter: https://www.rettungsdienst.de/magazin/gewalt-gegen-den-retter-5522 04.01.2018
4. Hohe Belastung für Notärzte: http://www.spiegel.de/karriere/hohe-belastung-fuer-notaerzte-zahl-der-einsaetze-steigt-stark-a-1066747.html 04.01.2018
5. Indikatoren: https://www.sqrbw.de/de/indikatoren/datenblaetter 04.01.2018
6. Missbrauch der Notärzte nimmt zu: https://kvrhoen-grabfeld.brk.de/aktuelles-1/der-missbrauch-der-notaerzte-nimmt-immer-mehr-zu 04.01.2018
7. Nicht jeder Notruf ist ein Notfall: https://www.waz.de/staedte/bottrop/nicht-jeder-notruf-beim-rettungsdienst-ist-ein-notfall-id9912845.html 04.01.2018
8. Notfall: http://flexikon.doccheck.com/de/Notfall 30.12.2017

9. Personallücke beim Rettungsdienst: http://www.badische-zeitung.de/kreis-emmendingen/personalluecke-beim-rettungsdienst-wohl-noch-fuer-jahre--141726626.html 04.01.2018
10. Prämien für Rettungsdienstmitarbeiter: http://www.skverlag.de/rettungsdienst/meldung/newsartikel/praemien-fuer-zukuenftige-rettungsdienst-mitarbeiter.html 04.01.2018
11. Rettungsdienst: http://www.pflegewiki.de/wiki/Rettungsdienst 04.01.2018
12. Rettungsdienst Definition: http://www.rettungsdienst-ortenau.de/de/definition
13. Rettungskräfte werden bedroht: https://www.welt.de/regionales/hamburg/article152950972/Rettungskraefte-werden-mit-Molotowcocktails-bedroht 04.01.2018
14. Unnötiger Alarm: https://www.swr.de/swraktuell/bw/unnoetiger-alarm-zu-wenig-personal-rettungsdienste-am-limit/-/id=1622/did=19767168/nid=1622/1kae49p/index.html 04.01.2018
15. Viele Notrufe erfolgen nicht aus Not: http://www.badische-zeitung.de/freiburg/viele-notrufe-erfolgen-nicht-aus-not--115281878.html 04.01.2018
16. Wir über uns: https://www.sqrbw.de/de/sqr-bw/wir-ueber-uns 04.01.2018

Bildverzeichnis

Deckblatt:
1. Symbolbild Uhr:
   Out of date clock icon.svg - Wikimedia Commons
2. Symbolbild Star of Life:
   wikipedia.de/star_of_life

Inhalt:
1. Abbildung 1: Zeiten im Einsatzablauf: zeitbasierte Qualitätsindikatoren im Berichtsjahr. Qualitätsbericht 2016, Stelle zur trägerübergreifenden Qualitätssicherung im Rettungsdienst Baden-Württemberg, S. 34

2. Abbildung 2: Basisstatistiken Notarzt: Altersgruppen. Qualitätsbericht 2016, Stelle zur trägerübergreifenden Qualitätssicherung im Rettungsdienst Baden-Württemberg, S. 23

Anmerkung des Autors

Aus Gründen der Lesbarkeit wurde auf die weibliche Schreibweise verzichtet. Ich weise darauf hin, dass sowohl die männliche als auch die weibliche Schreibweise gemeint ist.

BEI GRIN MACHT SICH IHR WISSEN BEZAHLT

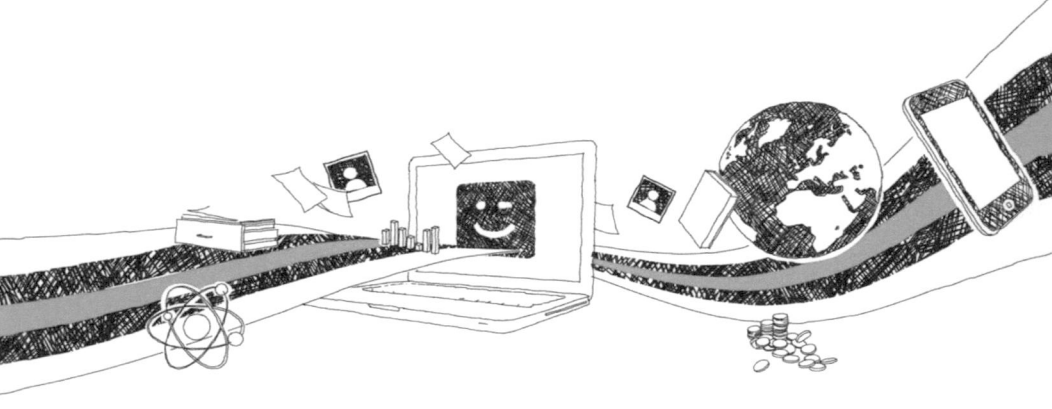

- Wir veröffentlichen Ihre Hausarbeit, Bachelor- und Masterarbeit

- Ihr eigenes eBook und Buch - weltweit in allen wichtigen Shops

- Verdienen Sie an jedem Verkauf

Jetzt bei www.GRIN.com hochladen und kostenlos publizieren

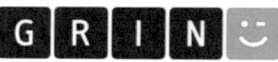